BAJA EN CARBOHIDRATOS

Recetas definitivas para principiantes

(50 ultimas recetas para dieta baja en carbohidratos)

Emil Urena

Publicado Por Daniel Heath

© **Emil Urena**

Todos los derechos reservados

ISBN 978-1-989853-66-5

Este documento está orientado a proporcionar información exacta y confiable con respecto al tema y asunto que trata. La publicación se vende con la idea de que el editor no esté obligado a prestar contabilidad, permitida oficialmente, u otros servicios cualificados. Si se necesita asesoramiento, legal o profesional, debería solicitar a una persona con experiencia en la profesión.

Desde una Declaración de Principios aceptada y aprobada tanto por un comité de la American Bar Association (el Colegio de Abogados de Estados Unidos) como por un comité de editores y asociaciones.

TABLA DE CONTENIDO

Parte 1

Introducción

En un mundo preocupado por la salud, ahora más que nunca, las personas son más conscientes de lo que comen. Esta nueva tendencia de la salud está en aumento y se proyecta que crezca con cada año que pasa. La mayoría de la gente ahora está obsesionada con comer y vivir más saludablemente para mejorar su estilo de vida. A diferencia de años anteriores, muchas personas no consideran a los alimentos ricos en proteínas o a los vegetales como el enemigo. En vez de eso, son vistos como aliados, especialmente cuando se trata de vivir más saludable.

Si está cansado de no obtener resultados

con cualquier otra dieta que haya probado, entonces una dieta baja en carbohidratos puede ser la mejor solución para usted. Los carbohidratos son vistos como el verdadero enemigo en muchas dietas de hoy en día. Estos se pueden encontrar en prácticamente cualquier cosa que uno coma, desde vegetales hasta leche. Aunque se considera que son la principal fuente de energía para su cuerpo, demasiados carbohidratos pueden tener resultados desastrosos.

Consumir en demasía puede elevar el nivel de azúcar en la sangre a niveles peligrosos. Cuanto más alto sea el nivel, más insulina tendrá que liberar su cuerpo para compensar. Esto puede llevar a un aumento de peso excesivo, que es exactamente lo contrario de lo que mucha gente quiere. En lugar de consumir demasiados carbohidratos, esta dieta puede ayudar a reducirlos y así disminuir la cantidad de insulina que su cuerpo necesita producir para compensar el aumento de azúcar en la sangre.

Si usted está interesado en una dieta baja en carbohidratos, entonces este es ciertamente el libro perfecto para usted. Aquí aprenderá sobre los diversos beneficios de seguir una dieta baja en carbohidratos. No solo aprenderá sobre los alimentos que debe y no debe consumir mientras sigue esta dieta, sino que también tendrá 25 recetas bajas en carbohidratos que puede preparar para ayudarle a progresar mejor.

¡No perdamos más tiempo! ¡Vamos a cocinar!

Tipos de alimentos que puede y no puede comer mientras está en la dieta baja en carbohidratos

Hay muchas personas que no saben qué tipo de alimentos pueden y no pueden consumir mientras siguen una dieta baja en carbohidratos. Cualquiera que sea la razón para seguir una dieta de este tipo, hay muchos alimentos diferentes que uno no debe consumir para asegurar los resultados más saludables.

Alimentos que puede comer

1. Carne

Usted puede disfrutar de cualquier tipo de carne mientras sigue una dieta baja en carbohidratos, como carne de res, cordero, de caza silvestre, cerdo y aves de corral. Usted puede incluso consumir la grasa de la carne así como de la piel. Sin embargo, al elegir la carne, asegúrese de consumir carnes orgánicas o que estén etiquetadas "*grassfed*" (ganadería ecológica).

2. Pescados y mariscos

Con una dieta baja en carbohidratos, se puede disfrutar prácticamente de cualquier tipo de pescado y marisco. Siéntase libre de disfrutar de pescados grasos como el salmón, las sardinas o incluso el arenque. Sin embargo, tenga en cuenta al hacer este pescado, asegurarse de evitar cualquier tipo de empanizado.

3. Salsas hechas de grasa natural

En la dieta baja en carbohidratos, usted debe asegurarse de mantenerse alejado de la mayoría de las salsas. Sin embargo, puede utilizar mantequilla, crema espesa, salsa holandesa o salsa bernesa para que sus platos sepan aún mejor. Estas salsas están hechas de grasa natural y son ideales para la dieta baja en carbohidratos.

4. Mucha verdura

Las verduras son una de las variedades de alimentos que se le recomienda comer con la mayor frecuencia posible durante la dieta baja en carbohidratos. Algunas de las verduras saludables que usted puede comer incluyen coliflor, berenjena, espinaca, col rizada, lechuga, aguacate, tomates, hongos, cebollas, espárragos y col de Bruselas. Cuanto más frescos sean los ingredientes, mejor.

5. Lácteos

Otro tipo de alimentos que usted puede comer mientras está en una dieta baja en grasas son los productos lácteos. Usted puede agregar artículos a su dieta diaria como mantequilla, crema, yogurt, quesos con alto contenido de grasa y crema agria. Cuando se trate de leche, se tiene que ser muy cuidadoso. Dicho esto, recomiendo encarecidamente beber solo leche descremada o baja en grasa y con moderación, ya que estos productos tienden a tener un alto contenido de azúcar.

Alimentos que se deben evitar

1. Azúcar

Uno de los peores alimentos que usted puede consumir mientras sigue una dieta baja en carbohidratos es el azúcar. Con eso en mente, tendrá que asegurarse de evitar beber jugos y bebidas isotónicas (deportivas). También querrá asegurarse de evitar alimentos como pasteles, reposterías, helados, la mayoría de los cereales comerciales y el chocolate.

2. Almidón

Si hay un tipo de alimento que tiene un alto contenido de carbohidratos, son los alimentos con almidón. Debe asegurarse de evitar alimentos como el pan, varios tipos de pasta, papas fritas y arroz. También debe asegurarse de tener cuidado con las legumbres como los frijoles, ya que también tienden a tener un alto contenido de carbohidratos.

3. Cerveza

Si usted es un ávido amante de la cerveza, entonces va a odiar seguir una dieta baja en carbohidratos. La cerveza es como el pan líquido, y está llena de carbohidratos poco saludables. Sin embargo, si usted hace su propia investigación, puede encontrar un montón de cervezas en el mercado que se consideran bajas en carbohidratos.

4. Fruta

Mientras que comer fruta fresca puede ser beneficioso, debe asegurarse de consumirla solo con moderación. La razón de esto es que las frutas tienden a contener mucha azúcar, incluso si es completamente natural.

Recetas saludables con bajo contenido de carbohidratos

Pimientos rellenos de pollo Caprese

Para empezar, tenemos este delicioso plato bajo en carbohidratos que va a querer hacer una y otra vez. Se rellena con pollo fresco y se convierte en un plato que no querrá dejar.

Porciones: 4

Tiempo total de preparación: 1 hora y 15 minutos

Ingredientes:

- 1 cda. de aceite de oliva extra virgen
- 1 libra de pechuga de pollo, deshuesado y sin piel

- 1 cdta. de condimento italiano
- Un toque de sal y pimienta negra
- 2 tazas de tomates cherry, cortados por la mitad
- 2 ½ tazas de queso mozzarella, rallado y dividido
- ¾ taza de queso ricotta
- 1/3 taza de albahaca, fresca, desmenuzada y extra para adornar
- 2 dientes de ajo, picados
- 4 pimientos rojos, cortados en mitades y sin semillas
- ½ taza de caldo de pollo bajo en sodio
- Una pizca de vinagre balsámico

Instrucciones:

1. Primero, precaliente el horno a 350 grados F°.

2. Mientras el horno se calienta, coloque una sartén grande a fuego medio. Añada el aceite de oliva y, una vez que el aceite esté lo suficientemente caliente, añada el pollo. Sazone con el aderezo italiano y una pizca de sal y pimienta negra. Cocine por 8 minutos de cada lado o hasta que el pollo esté completamente cocido. Luego llévelo a una tabla de cortar y deje reposar durante 5 minutos antes de cortarlo en trozos pequeños.

3. Use un tazón grande y agregue los tomates cherry picados, el pollo en cubos, 1 ½ taza de queso mozzarella rallado, queso ricotta, albahaca rallada y ajo picado. Revuelva bien para mezclar y sazone con una pizca de sal y pimienta negra.

4. Rellene los pimientos rojos por la mitad con la mezcla de tomate. Completar con el resto de la taza de queso mozzarella rallado.

5. Vierta el caldo de pollo en una fuente grande para hornear y agregue los pimientos. Cubrir con papel aluminio.

6. Ponga la fuente a hornear durante 40 a 45 minutos o hasta que los pimientos estén tiernos y el queso esté completamente derretido.

7. Retirar del horno y decorar con la albahaca rallada. Rocíe el vinagre balsámico encima. Servir inmediatamente.

Calabaza de espagueti al horno de queso

Incluso si no eres un gran fan de la calabaza espagueti, no podrá resistirse a este plato una vez que lo pruebe. Es una receta baja en carbohidratos que ni el más exigente será capaz de resistir.

Porciones: 4

Tiempo total de preparación: 1 hora y 10 minutos

Ingredientes:

- 2 calabazas de espagueti medianas
- Una pizca de aceite de oliva extra virgen
- Una pizca de sal y pimienta negra
- 1 tarro de 16 onzas de salsa alfredo
- ½ taza de queso parmesano rallado

- 8 onzas de espinaca bebé

- 1 taza de queso mozzarella, rallado

- Albahaca, fresca, desgarrada y para adornar

Instrucciones:

1. Caliente el horno a 425 grados F°.

2. Mientras el horno se calienta, cortar la calabaza por la mitad a lo largo. Quitar los restos del interior y tirar las semillas. Eche un poco de aceite de oliva en la calabaza y sazone con una pizca de sal y pimienta negra.

3. Coloque la calabaza en una bandeja grande para hornear. Ponga en el horno para asar durante 45 minutos o hasta que se ablanden. Retirar y reservar para que se

enfríe. Una vez enfriado, desmenuzar la calabaza en tiras.

4. Coloque una sartén grande a fuego medio. Añadir la salsa alfredo. Una vez que comience a burbujear, agregar las tiras de calabaza y queso parmesano. Revuelva bien para cubrir. Agregue la espinaca bebé y revuelva bien durante 5 minutos o hasta que la espinaca se ablande.

5. Agregue la mezcla a las mitades de calabaza y espolvoree el queso parmesano restante por encima.

6. Poner a hornear de 10 a 12 minutos o hasta que estén dorados. Retire y sirva mientras esté bien caliente.

Alcachofas rellenas de queso

Todo parece mejor cuando está relleno de queso. Lo mismo ocurre con las alcachofas. Aunque no le guste el sabor de las alcachofas, sé que le encantará este plato.

Porciones: 4

Tiempo total de preparación: 45 minutos

Ingredientes:

- 1 limón, fresco y en rodajas finas
- 4 alcachofas grandes
- 2 tazas de pan rallado
- 1 taza de queso mozzarella, rallado (más un poco extra para espolvorear)
- 1 taza de queso parmesano rallado
- ¼ taza de perejil, fresco y picado en trozos grandes
- 1/3 taza de aceite de oliva extra virgen

- 2 dientes de ajo, picados
- Una pizca de sal y pimienta negra
- Salsa marinara, para untar

Instrucciones:

1. Precalentar el horno para asar.

2. Mientras el horno se calienta, coloque una olla grande a fuego medio. Añadir ½ pulgada de agua y las rodajas de limón fresco. Añadir las alcachofas cortadas y llevar el agua a fuego lento. Deje hervir a fuego lento durante 25 minutos o hasta que se ablanden. Retire, escurra y reserve.

3. Luego, use un tazón grande y combine el pan rallado, el queso mozzarella, el queso parmesano, el perejil picado, aceite de

oliva y el ajo picado. Sazone con una pizca de sal y pimienta negra.

4. Untar las hojas de alcachofa con la mezcla de pan rallado. Coloque las alcachofas en una bandeja para hornear grande. Espolvoree el queso mozzarella restante por encima.

5. Coloque en el horno para hornear durante 5 minutos o hasta que el queso esté completamente derretido.

6. Retirar y servir inmediatamente con la salsa marinara para untar.

Sartén para tacos con queso

Este es un gran plato bajo en carbohidratos para servir si le gusta el sabor de los tacos. Lo mejor de todo es que esta sartén no utiliza tortillas, por lo que no tiene que preocuparse por el exceso de carbohidratos en cada bocado.

Porciones: 4

Tiempo total de preparación: 20 minutos

Ingredientes:

- 1 cda. de aceite vegetal
- 1 pimiento rojo picado
- ¼ taza de cebollas de verdeo, extra para adornar
- 2 dientes de ajo, picados
- 1 cda. de chile en polvo
- 1 cda. de comino molido
- Una pizca de sal
- 1 libra de carne de res, magra y molida
- 1 lata de 15 onzas de tomates, cortados

en cubos

- 1 taza de frijoles negros, enlatados
- 1 cda. de salsa picante
- 1 taza de queso Monterrey Jack, rallado
- 1 taza de queso cheddar, rallado

Instrucciones:

1. Coloque una sartén grande a fuego medio-alto y añada el aceite vegetal. Una vez que el aceite esté lo suficientemente caliente, agregue los pimientos picados y las cebollas verdes. Cocine por 5 minutos o hasta que estén tiernos.

2. Añada el ajo picado y cocine por un minuto más.

3. Añadir el chile en polvo y el comino molido. Revuelva para mezclar y sazone

con una pizca de sal.

4. Añadir la carne. Cocine por otros 5 minutos o hasta que la carne esté bien cocida.

5. Añada los tomates y los frijoles negros enlatados. Revuelva bien para mezclar antes de incluir la salsa picante, el Monterey Jack rallado y el queso cheddar. Tape y cocine por 2 minutos o hasta que el queso se derrita.

6. Retirar del fuego y servir con una guarnición de cebollas verdes.

Gnocchi Mágicos

Si nunca antes ha tenido la oportunidad de probar ñoquis auténticos, entonces jurará que fue hecho con magia. Tierno y lleno de un sabor que no podrá resistir, este es un gran plato que querrá hacer una y otra vez.

Porciones: 4

Tiempo total de preparación: 35 minutos

Ingredientes:

- 2 tazas de queso mozzarella, rallado
- 3 yemas de huevo grandes
- ½ cdta. de aderezo italiano
- Un toque de sal y pimienta negra
- 8 rebanadas de tocino, picado
- 2 tazas de espinaca bebé
- Queso parmesano, rallado y para

adornar

Instrucciones:

1. Añada la mozzarella en un recipiente pequeño y colóquela en el microondas. Cocine por 1 minuto, o hasta que se derrita.

2. Luego, agregue las yemas de huevo y revuelva bien hasta que se mezclen. Añadir el aderezo italiano y sazonar con una pizca de sal y pimienta negra. Revuelva bien para mezclar.

3. Dividir esta masa en 4 bolas. Coloque en la nevera para enfriar durante 10 minutos o hasta que esté firme.

4. Enrolle cada bola en troncos largos y luego córtelos en rodajas finas.

5. Coloque una olla grande a fuego medio. Llenar con agua salada y llevar a ebullición. Una vez hervido, añadir los ñoquis. Cocine por 2 minutos y escurra. Colóquelo de nuevo en la olla.

6. Coloque una sartén grande a fuego medio. Añada el tocino y cocine por 8 minutos, o hasta que esté crujiente. Una vez cocida, escurrir la grasa y añadir las espinacas.

7. Añadir los ñoquis cocidos. Cocine por 2 minutos o hasta que se doren.

8. Retirar del fuego y decorar con el queso parmesano. Servir de inmediato.

Pizza con corteza de coliflor

Esta es una receta de pizza de la que sé que se va a enamorar. Hecho con una sana corteza de coliflor y cubierto de salsa alfredo, toda la familia estará rogando por esto constantemente.

Porciones: 4

Tiempo total de preparación: 45 minutos

Ingredientes:

- 1 cabeza de coliflor, picada en trozos grandes y cocida al vapor
- 1 huevo grande
- 2 tazas de queso mozzarella, rallado y dividido en partes iguales
- ½ taza de queso parmesano, rallado y dividido en partes iguales

- ½ de un limón, con cáscara solamente

- Un toque de sal y pimienta negra

- ¼ taza de salsa alfredo

- Albahaca, fresca, desgarrada y para adornar

Instrucciones:

1. Primero, caliente el horno a 425 grados F.

2. Mientras el horno se calienta, utilice un procesador de alimentos y añada la coliflor al vapor. Pulsar hasta que se ralle finamente. Exprima todo el exceso de humedad que pueda.

3. Transfiera la coliflor pulsada a un recipiente grande. Agregue el huevo, el queso mozzarella, el queso parmesano y la

cáscara de limón fresca. Sazone con una pizca de sal y pimienta negra. Revuelva bien.

4. Coloque esta masa en una bandeja para hornear grande forrada con una hoja de papel de pergamino. Formar la masa en una corteza fina.

5. Colocar en el horno para hornear durante 20 minutos o hasta que estén dorados.

6. Cubra la masa horneada con salsa alfredo. Cubra con el resto de la mozzarella y el queso parmesano. Vuelva a colocar en el horno para hornear durante 10 minutos o hasta que el queso esté completamente derretido.

7. Retirar y adornar con la albahaca antes

de servir.

Copas BLT

Este es un plato bajo en carbohidratos de gran sabor que se puede preparar siempre que se desee algo ligero y lleno. Hecho con tocino formado en una taza, este es un plato que no querrá dejar.

Porciones: 4

Tiempo total de preparación: 55 minutos

Ingredientes:

- 12 rebanadas de tocino
- ½ taza de yogur griego
- 2 cdtas. de jugo de limón, fresco
- 2 cdas. de cebollino, picado y extra para adornar
- Un toque de sal y pimienta negra
- 2 tazas de tomates cherry, cortados por

la mitad

- 1 cabeza de lechuga romana, picada

- 1 aguacate, fresco y picado

Instrucciones:

1. Caliente el horno a 400 grados F. Mientras el horno se calienta, coloque una bandeja para panecillos boca abajo sobre una bandeja para hornear grande.

2. Cortar las lonchas de tocino por la mitad y colocar dos de estas tiras en forma de cruz en el molde para magdalenas. Agrega dos rebanadas más a lo largo de la cruz para formar un tejido. Cubrir con una rebanada entera de tocino y repetir con los trozos restantes para formar copas.

3. Colocar en el horno y hornear durante

20 minutos. Retirar y dejar enfriar durante 15 minutos.

4. Mientras las tazas se enfrían, haga el aderezo. Para ello, combine el yogur, el jugo de limón y el cebollino en un tazón. Sazone con una pizca de sal y pimienta. Añada los tomates cherry por la mitad y la lechuga romana. Revuelva bien para cubrir.

5. Retire las tazas del molde para panecillos. Rellenar con la mezcla de lechuga.

6. Adorne con cebollino extra y sirva de inmediato.

Coliflor asada, tomates y ajo

Esta es una receta baja en carbohidratos de gran sabor que puede hacer siempre que quiera impresionar. Es tan delicioso que su familia y amigos le rogarán por la receta.

Porciones: 4

Tiempo total de preparación: 1 hora y 15 minutos

Ingredientes:

- 2 pintas de tomates cherry
- 4 dientes de ajo, machacados y pelados
- 4 cdas. de aceite de oliva extra virgen, divididas
- ½ cdta. de sal, dividida en partes iguales
- ¼ cdta. de pimienta negra

- 1 cabeza de coliflor
- 1/8 cucharadita de pimentón
- ¼ taza de perejil fresco y picado

Instrucciones:

1. Primero, caliente el horno a 400 grados F.

2. Mientras el horno se calienta, coloque los tomates y el ajo en una bandeja para hornear grande. Rocíe 3 cucharadas de aceite de oliva por encima. Sazone con una pizca de sal y pimienta negra. Revuelva para abrigar.

3. Luego, cortar las hojas y el tallo de la coliflor. Coloque la coliflor plana en el centro de la bandeja para hornear. Rocíe el aceite de oliva restante sobre la coliflor y

sazone con una pizca de pimentón y sal.

4. Poner en el horno para asar durante 1 hora o hasta que la coliflor esté blanda.

5. Adorne con perejil. Servir inmediatamente con los tomates y el ajo.

Deliciosos Nachos de Pimiento Morrón

Esta es una receta fácil de nachos que puede preparar como bocadillo o aperitivo. Es tan delicioso que le garantizo que no perderá las tortillas una vez que las pruebe.

Porciones: 6

Tiempo total de preparación: 40 minutos

Ingredientes:

- 4 pimientos rojos, cortados en trozos
- 2 cdas. de aceite de oliva extra virgen
- ½ cdta. de comino molido
- ½ cdta. de chile en polvo
- ¼ cdta. de ajo en polvo
- Un toque de sal y pimienta negra

- 1 ½ tazas de queso Monterey Jack, rallado
- 1 ½ taza de queso cheddar, rallado
- 1 taza de guacamole
- ½ taza de jalapeños en escabeche
- 1 taza de pico de gallo
- ½ taza de crema agria
- 1 cda. de leche entera
- Cilantro, fresco, picado y para adornar
- Cuñas de lima, frescas y para servir

Instrucciones:

1. Primero, caliente el horno a 425 grados F. Mientras el horno se calienta, cubra dos bandejas de hornear con hojas de papel de aluminio.

2. Divida los pimientos en las bandejas

para hornear. Agregue el aceite de oliva, el comino, el chile y el ajo en ambas bandejas para hornear. Sazone cada uno con una pizca de sal y pimienta negra. Mezcle bien para mezclar.

3. Hornear de 20 a 25 minutos, o hasta que se ablanden.

4. Cubra una de las bandejas para hornear con la mitad de los quesos Monterey Jack y cheddar rallados. Cubra la segunda bandeja para hornear con el queso restante.

5. Coloque en el horno para hornear durante 10 minutos adicionales o hasta que el queso se derrita.

6. Cubra cada bandeja para hornear por igual con el guacamole, los jalapeños y el

pico de gallo.

7. En un recipiente pequeño, combine la crema agria y la leche. Rocíe sobre la mezcla de pimiento morrón.

8. Sirva con una guarnición de cilantro y trozos de limón.

Chuleta de Berenjena Simple

Esta es una deliciosa receta baja en carbohidratos que puede hacer siempre que necesite algo simple. Es ligero, pero rico, con un delicioso sabor crujiente que no podrá evitar amar.

Porciones: 4

Tiempo total de preparación: 30 minutos

Ingredientes:

- ½ taza de harina para todo uso
- 3 huevos grandes
- 2 tazas de pan rallado, seco
- 1 ¼ cdta. de sal
- ¼ cdta. de pimienta negra
- 1 berenjena grande

- ¼ taza de aceite de oliva extra virgen

- 2 tomates para bistec, cortados en rodajas finas

- 12 onzas de queso mozzarella, fresco y cortado en rodajas finas

- 16 hojas de albahaca, frescas

- ¼ taza de queso parmesano rallado

- ¼ cdta. de hojuelas de pimiento rojo, trituradas

Instrucciones:

1. Coloque la harina en un recipiente grande y poco profundo. Luego, rompa los huevos en un recipiente también poco profundo, por separado. Golpee con un tenedor. En un plato, agregue el pan rallado, sal y pimienta negra. Revuelva

para combinar.

2. Quitar el tallo de la berenjena y cortar el fondo. Corte la berenjena en rodajas de aproximadamente 3/8 de pulgada de grosor.

3. Se draga cada rodaja de berenjena en la harina, luego se sumerge en los huevos batidos antes de mezclar la mezcla de pan rallado. Colocar en un plato limpio y repetir con el resto de las rodajas de berenjena.

4. Coloque una sartén grande a fuego medio y añada el aceite de oliva. Una vez que el aceite esté brillante, añada las rodajas de berenjena recubiertas. Freír durante 3 minutos o hasta que estén dorados. Voltee y continúe friendo de 2 a 3 minutos. Retire y transfiera a un plato

forrado con toallas de papel.

5. Luego, precaliente el horno a 400 grados.

6. Coloque las rodajas de berenjena en una bandeja para hornear grande. Cubra cada rebanada frita con una rebanada de tomate y una rebanada de queso mozzarella.

7. Coloque en el horno para hornear de 3 a 5 minutos o hasta que el queso se derrita.

8. Adorne con las hojas de albahaca, el queso parmesano y las hojuelas de pimiento rojo trituradas. Servir inmediatamente.

Primavera Zoodles con Camarones

Los zoodles son considerados como la nueva pasta y una vez que los pruebe, ¡sé que le encantarán también! Este es un gran plato para hacer cuando se le antoja pasta, pero no quiere lidiar con la sobrecarga de carbohidratos.

Porciones: 4

Tiempo total de preparación: 25 minutos

Ingredientes:

- 2 cdas. de aceite de oliva extra virgen
- 1 pimiento morrón amarillo, cortado en rodajas finas
- ½ libra de espárragos, recortados y cortados en trozos de 1 pulgada

- ¼ libra de guisantes azucarados, cortados en rodajas finas
- 1 libra de camarones, pelados, limpios y sin cola
- Un toque de sal y pimienta negra
- 1 tarro de 24 onzas de salsa de tomate, ajo y cebolla
- 4 calabacines, espiralizados
- Queso parmesano, afeitado y para adornar
- Albahaca, fresca, desgarrada y para adornar

Instrucciones:

1. Coloque una sartén grande a fuego medio y añada el aceite. Una vez que el aceite esté lo suficientemente caliente,

agregue los pimientos. Cocine de 5 a 7 minutos, hasta que se ablanden.

2. Añadir los espárragos y los guisantes. Cocine por 4 minutos.

3. Agregue los camarones y sazone con una pizca de sal y pimienta negra. Cocine por 5 minutos o hasta que los camarones estén rosados.

4. Vierta la salsa. Revuelva bien para incorporar.

5. Lleve la salsa a fuego lento antes de agregar el calabacín. Cocine por 6 minutos, o hasta que se ablanden.

6. Retirar del fuego y servir con una guarnición de queso parmesano y albahaca desgarrada.

Sándwich de desayuno de tocino

¿Quién dice que necesita pan para desayunar un sándwich? Con la ayuda de esta receta, puede disfrutar de un desayuno lleno de proteínas sin la sobrecarga de carbohidratos.

Porciones: 2

Tiempo total de preparación: 45 minutos

Ingredientes:

- 12 rebanadas de tocino, cortadas por la mitad
- Spray de cocina
- 2 huevos grandes
- Un toque de sal y pimienta negra
- ½ de un aguacate, fresco y triturado
- 2 rebanadas de queso cheddar, en

rodajas finas

- Salsa picante, para lloviznar

Instrucciones:

1. Primero, precaliente el horno a 400 grados F.

2. Mientras el horno se precalienta, use una bandeja para hornear grande y coloque 3 rebanadas de tocino una al lado de la otra. Tejer tres rebanadas más de tocino entre estas rebanadas para hacer un"sándwich" plano. Repita con el tocino restante.

3. Coloque en el horno para hornear durante 25 minutos o hasta que el tocino esté crujiente. Retire y transfiera a un plato forrado con toallas de papel para

escurrir.

4. Coloque una sartén mediana a fuego medio. Engrase la sartén con rocío de cocina. Rocíe el interior de un frasco pequeño con rocío de cocina y colóquelo directamente en la sartén. Rompa un huevo en el tarro y sazone con una pizca de sal y pimienta negra. Cocine por 3 minutos o hasta que las claras de los huevos estén listas. Sacar del frasco.

5. Prepare los sándwiches: cubra cada tejido de tocino con el puré de aguacate, una rebanada de queso cheddar, huevo y salsa picante. Rellene con el resto del tejido de tocino. Servir inmediatamente.

Ensalada de Pollo Caprese

Este es un plato de bajo contenido de carbohidratos de gran sabor que puede hacer siempre que se le antoje algo más ligero. Haga esto para un almuerzo ligero, pero completo o para la cena.

Porciones: 4

Tiempo total de preparación: 30 minutos

Ingredientes:

- 2 dientes de ajo
- 2 tazas de hojas de albahaca, extra para adornar
- 2 cdas. de vinagre de vino blanco
- 1/3 taza + 2 cucharadas de aceite de oliva extra virgen, divididas
- Un toque de sal y pimienta negra

- 2 pechugas de pollo de 8 onzas, sin piel y sin espinas
- 3 tazas de lechuga romana, fresca y desmenuzada
- 8 onzas de bolas de mozzarella, frescas y escurridas
- 12 onzas de tomates cherry, cortados en mitades
- Queso parmesano, rallado y para adornar

Instrucciones:

1. Primero, haga el aderezo: agregue el ajo, las hojas de albahaca y el vinagre en una licuadora. Mezclar en el ajuste más alto. Mientras la licuadora está funcionando, rocíe con 1/3 de taza de aceite de oliva y

continúe mezclando hasta que esté completamente incorporada. Sazonar el aderezo con sal y pimienta negra. Deje a un lado.

2. Unte 1 cucharada de aceite de oliva sobre las pechugas de pollo. Sazone con una pizca de sal y pimienta negra.

3. Coloque una sartén grande a fuego medio-alto. Engrasar con el resto de la cucharada de aceite de oliva. Agregue las pechugas de pollo una vez que el aceite esté lo suficientemente caliente. Cueza por ambos lados durante 2 minutos. Reduzca el fuego a bajo y cubra. Continúe cocinando el pollo de 8 a 10 minutos, hasta que esté completamente cocido.

4. Coloque el pollo cocido en una tabla de cortar grande. Deje reposar durante 5

minutos antes de cortar en tiras finas.

5. Añada la lechuga romana rallada en un recipiente grande. Cubra con las bolas de mozzarella, las mitades de tomate cherry y las tiras de pollo cocido. Rocíe el aderezo sobre la parte superior y revuelva para cubrirlo.

6. Servir inmediatamente con una guarnición de albahaca y queso parmesano rallado.

Calabacín con queso festoneado

¡El calabacín es ahora la papa nueva! Con la ayuda de esta receta con queso, puede obtener el sabor de las papas gratinadas sin todos los carbohidratos asociados con ellas.

Porciones: 6

Tiempo total de preparación: 45 minutos

Ingredientes:

- 2 cdas. de mantequilla, más extra para engrasar
- 2 dientes de ajo, picados
- 2 cdas. de harina para todo uso
- 1 ½ taza de leche entera
- 1 ½ taza de queso gruyere, rallado y dividido en partes iguales

- ½ taza de queso parmesano rallado

- Un toque de sal y pimienta negra

- Una pizca de nuez moscada, molida

- 4 calabacines, rebanados en monedas de ¼ pulgada

- 2 cdtas. de tomillo, fresco y picado en trozos grandes

- Perejil fresco, picado y para adornar

Instrucciones:

1. Primero, caliente el horno a 375 grados F. Mientras el horno se calienta, engrase una cacerola grande y déjela a un lado.

2. Coloque una sartén grande a fuego medio y añada la mantequilla. Una vez derretida la mantequilla, añadir el ajo. Cocine por 1 minuto, o hasta que esté

fragante.

3. Añadir la harina y seguir cocinando durante un minuto más o hasta que la harina esté dorada. Añadir la leche y llevar esta mezcla a fuego lento. Deje hervir y deje hervir durante 1 minuto, hasta que la mezcla esté espesa.

4. Retirar del fuego y añadir la mitad del queso gruyere y el queso parmesano. Revuelva hasta que el queso esté completamente derretido. Sazone con una pizca de sal, pimienta negra y nuez moscada.

5. Añadir una capa de las rodajas de calabacín en la cazuela. Sazone con una pizca de sal y pimienta negra. Vierta 1/3 de la mezcla de crema sobre las rodajas de calabacín. Espolvoree el queso gruyere

restante por encima. Espolvorear el tomillo sobre el queso.

6. Repita las capas dos veces más.

7. Coloque en el horno para hornear durante 25 minutos, o hasta que se doren por encima.

8. Retirar y servir con una guarnición de perejil.

Pizza con corteza de pollo BBQ

¿Qué es mejor que comer una pizza que tiene una corteza de pollo? Lo mejor de todo es que este plato no contiene carbohidratos, así que puede comerlo sin sentirse culpable.

Porciones: 4

Tiempo total de preparación: 35 minutos

Ingredientes:

- 1 libra de pollo, magro y molido
- 1 ½ tazas de queso mozzarella, rallado
- 1 cdta. de ajo en polvo
- Un toque de sal y pimienta negra
- ¼ taza de salsa barbacoa
- 1 taza de gouda, rallado
- 1/3 taza de cebolla roja, cortada en

rodajas finas

- 2 cdas. de cebollas verdes, frescas y cortadas en rodajas finas
- Aderezo ranchero, para llovíznar

Instrucciones:

1. Primero, precaliente el horno a 400 grados F. Mientras el horno se calienta, cubra una bandeja para hornear grande con una hoja de papel de pergamino.

2. Luego, use un tazón grande y agregue el pollo, 1/2 taza de queso mozzarella y ajo en polvo. Sazone con una pizca de sal y pimienta negra. Revuelva bien.

3. Engrase la bandeja para hornear con roceador de cocina y añada la mezcla de pollo. Formar la mezcla en una masa de

pizza redonda.

4. Coloque en el horno para hornear durante 22 minutos o hasta que el pollo esté completamente cocido y dorado. Retirar y reservar. Precalentar el horno para asar.

5. Extender una capa fina de salsa barbacoa sobre la masa de la pizza. Rellene con el resto de la taza de queso mozzarella y el gouda. A continuación, cubra con las cebollas rojas y verdes cortadas en rodajas. Rocíe más salsa barbacoa por encima.

6. Poner en el horno para asar durante 3 minutos o hasta que el queso esté completamente derretido.

7. Retire y rocíe el aderezo del rancho por

encima. Servir de inmediato.

Tazones de Arroz con Fajitas de Pollo y Coliflor

Este es un gran plato bajo en carbohidratos para hacer siempre que se desee la auténtica cocina mexicana. Es estupendo cuando se necesita algo más lleno y delicioso mientras se sigue una dieta tan estricta.

Porciones: 4

Tiempo total de preparación: 45 minutos

Ingredientes:

- 1 libra de pechugas de pollo, sin piel y sin espinas
- 3 pimientos rojos, cortados en rodajas finas
- 1 cebolla dulce, cortada en rodajas finas
- 2 cdas. de aceite de oliva extra virgen

- 2 cdtas. de chile en polvo

- 2 cdtas. de pimentón

- 2 cdtas. de comino molido

- 1 cdta. de ajo en polvo

- 1 cdta. de sal

- 1 bolsa de 24 onzas de coliflor a la parrilla, congelada

- 1/3 taza de cilantro, fresco y picado

- 2 cdas. de jugo de limón, fresco

- Queso cheddar, rallado y para servir

- Crema agria, para servir

- Aguacate, fresco y para servir

Instrucciones:

1. Primero, caliente el horno a 400 grados F.

2. Mientras el horno se calienta, coloque el

pollo en una bandeja para hornear grande. Añadir los pimientos y la cebolla. Rocíe el aceite de oliva por encima y revuelva para cubrirlo.

3. Use un tazón pequeño y agregue el chile, el pimentón, el comino, el ajo y la sal. Revuelva bien para mezclar. Espolvoree esta mezcla sobre el pollo y revuelva para cubrirlo.

4. Coloque en el horno para hornear durante 20 minutos o hasta que el pollo esté completamente cocido.

5. Durante este tiempo, preparar la coliflor según las instrucciones del envase. Una vez cocida la coliflor, añadir el cilantro y el zumo de limón fresco. Revuelva para cubrir.

6. Sirva el pollo asado y las verduras sobre el arroz de coliflor. Cubra con el queso cheddar, la crema agria y el aguacate.

Mordeduras de coliflor cargadas

Haga este delicioso plato bajo en carbohidratos para su próxima fiesta como aperitivo. Es tan delicioso que le garantizo que todos los que lo prueben rogarán por la receta.

Porciones: 6

Tiempo total de preparación: 35 minutos

Ingredientes:

- 1 cabeza de coliflor, cortada en

ramilletes

- 2 cdas. de aceite de oliva extra virgen

- Un toque de sal y pimienta negra

- 1 cdta. de ajo en polvo

- 1 taza de queso cheddar, rallado

- 5 rebanadas de tocino, completamente cocido y desmenuzado

- 1 cda. de cebollino picado

Instrucciones:

1. Primero calentar el horno a 425 grados F. Mientras el horno se calienta, engrase una bandeja para hornear grande con rociador de cocina.

2. Luego coloque una olla grande a fuego medio. Llenar con agua salada y una vez que el agua hierva, añadir la coliflor.

Cocine por 5 minutos o hasta que se ablanden. Escurra y seque con unas cuantas toallas de papel.

3. Colocar los ramilletes de coliflor en la bandeja para hornear. Añadir el aceite de oliva, el ajo en polvo y una pizca de sal y pimienta negra sobre los ramilletes. Mezcle bien para mezclar. Aplastar los ramilletes de coliflor con un pasapurés.

4. Cubrir cada trozo de coliflor con una pizca de queso cheddar y tocino.

5. Colocar en el horno para hornear durante 15 minutos o hasta que el queso se derrita.

6. Espolvorear el cebollino por encima y servir inmediatamente.

Huevos nublados

Este es uno de los desayunos bajos en carbohidratos más fáciles de preparar. Es ligero, pero lleno de delicioso sabor que va bien con una taza de café recién hecho.

Porciones: 4

Tiempo total de preparación: 20 minutos

Ingredientes:

- 4 huevos grandes
- Un toque de sal y pimienta negra
- ½ taza de queso parmesano rallado
- ¼ libra de jamón serrano, picado
- 3 cdas. de cebollino fresco, picado y para adornar

Instrucciones:

1. Primero, caliente el horno a 450 grados F. Mientras el horno se calienta, cubra una bandeja para hornear grande con una hoja de papel de pergamino.

2. Luego, separe las claras de huevo y las yemas de huevo en tazones pequeños separados.

3. Sazone las claras de huevo con una pizca de sal y pimienta negra, luego bata con una batidora manual hasta que se empiecen a formar picos rígidos.

4. Añada el queso parmesano, el jamón picado y el cebollino picado a las claras de huevo. Doble suavemente para incorporar.

5. Agregue 4 montones de claras de huevo a la bandeja para hornear. Haga pequeñas hendiduras en el centro de los montículos.

6. Hornear durante 3 minutos, o hasta que se doren ligeramente.

7. Retire del horno y agregue suavemente una yema de huevo en cada centro de la clara. Sazone con una pizca de sal y pimienta negra. Poner en el horno para hornear por 3 minutos adicionales o hasta que las yemas de huevo estén completamente cocidas.

8. Retirar y servir inmediatamente.

Paquetes de papel aluminio para hamburguesas

Esta es una receta que puedes hacer siempre que estés buscando algo creativo. Es tan único, nunca pensaría que una hamburguesa puede ser hecha así.

Porciones: 4

Tiempo total de preparación: 30 minutos

Ingredientes:

- 1 libra de carne de res, magra y molida
- 1 huevo grande
- 1/3 taza de pan rallado
- 2 cdas. de salsa barbacoa
- 1 cdta. de ajo en polvo
- Un toque de sal y pimienta negra
- 1 taza de brócoli, fresco y cortado en ramilletes

- 1 taza de zanahorias, frescas y para bebé
- 1 taza de papas, cortadas en cubos
- ½ de una cebolla, picada
- 3 cdas. de aceituna extra virgen
- 1 cdta. de condimento italiano
- Salsa BBQ, para servir

Instrucciones:

1. Coloque cuatro piezas de papel de aluminio de 12 pulgadas de largo sobre una superficie plana. Engrasar con rociador de cocina.

2. Precaliente una parrilla exterior a fuego medio o alto.

3. Mezcle la carne, el huevo, el pan rallado, la salsa barbacoa, el ajo en polvo y una

pizca de sal y pimienta negra en un tazón grande.

4. Forme esta mezcla en 4 hamburguesas y colóquelas en cada pedazo de papel de aluminio.

5. Luego, use un tazón mediano y agregue los ramilletes de brócoli, las zanahorias, las papas, la cebolla, el aceite de oliva y los condimentos italianos. Sazone con una pizca de sal y pimienta negra. Revuelva bien.

6. Cubra las hamburguesas con esta mezcla.

7. Doble para sellar cada paquete.

8. Coloque los paquetes directamente sobre la parrilla. Cocine por 10 minutos de cada lado, hasta que las hamburguesas

estén completamente cocidas. Retirar y servir inmediatamente con salsa barbacoa.

Papas fritas con queso Portobello

Este es el plato perfecto para preparar como un sabroso aperitivo o cuando necesite un acompañamiento. No solo es bajo en carbohidratos, sino que también es vegetariano, lo que lo hace perfecto para servir a sus amigos y familiares vegetarianos.

Porciones: 2 a 3

Tiempo total de preparación: 30 minutos

Ingredientes:

- 2 hongos Portobello
- 1 taza de pan rallado
- ½ taza de queso parmesano, rallado, más extra para servir
- 1 cdta. de orégano

- Un toque de sal y pimienta negra

- 2 huevos grandes, ligeramente batidos

- 2/3 taza de fontina, rallada

- 2 cdas. de perejil fresco y picado

- 1 taza de salsa marinara, tibia y para servir

Instrucciones:

1. Primero, caliente el horno a 425 grados F. Mientras el horno se calienta, cubra dos hojas de hornear grandes y separadas con una hoja de papel de pergamino.

2. Retirar los tallos de los champiñones. Corte en tiras delgadas de ¼ pulgadas de grosor.

3. Use un tazón grande y agregue el pan rallado, el queso parmesano rallado y el

orégano. Sazone con una pizca de sal y pimienta negra. Revuelva bien para mezclar.

4. Mojar los champiñones en los huevos batidos. A continuación, coloque en la mezcla de pan rallado. Revuelva bien para cubrir. Transfiera a las bandejas de hornear preparadas.

5. Colocar en el horno y hornear de 10 a 15 minutos, hasta que estén crujientes.

6. Retirar y cubrir con la fontina rallada. Vuelva a colocar en el horno para hornear durante 2 minutos o hasta que la fontina se derrita.

7. Retirar y adornar con el perejil y el queso parmesano. Servir inmediatamente con la marinara caliente.

Camarones y brócoli de Mongolia

Si usted es un gran fanático de los camarones, entonces esta es la receta perfecta de bajo contenido en carbohidratos para hacer. Para obtener los resultados más sabrosos y saludables, no dude en servir este plato con una ensalada fresca.

Porciones: 4

Tiempo total de preparación: 25 minutos

Ingredientes:

- ½ taza de salsa de soja, baja en sodio
- 1 cda. de aceite de ajonjolí
- 1/3 taza de salsa hoisin, opcional
- ¼ taza de azúcar morena, ligera y envasada

- 3 cdtas. de ajo, picado

- 2 cdtas. de jengibre, picado

- ¾ taza de caldo de pollo

- Una pizca de hojuelas de pimiento rojo, machacadas

- ½ libra de camarones, pelados y desvenados

- Un toque de sal y pimienta negra

- 3 cdas. de maicena

- 2 cdas. de aceite vegetal, divididas en partes iguales

- 1 cabeza de brócoli, cortada en ramilletes

- 1 pimiento rojo, cortado en rodajas finas

- 3 cebollas verdes, cortadas en rodajas finas

- Semillas de sésamo, ligeramente

tostadas y para adornar

Instrucciones:

1. En un tazón pequeño agregue la salsa de soya, el aceite de ajonjolí, la salsa hoisin, el azúcar morena ligera, el ajo picado, el jengibre picado, el caldo de pollo y las hojuelas de pimiento rojo trituradas. Revuelva bien para mezclar y deje a un lado.

2. Use otro tazón y agregue los camarones. Sazone con una pizca de sal y pimienta. Agregue la maicena y mezcle hasta que esté bien cubierta.

3. Coloque una sartén grande a fuego medio-alto. Añadir una cucharada de aceite. Una vez que el aceite esté lo

suficientemente caliente, añada los camarones. Cocine por 4 minutos de cada lado o hasta que estén crujientes. Retirar y reservar.

4. Añada el resto de la cucharada de aceite a la sartén. Añada el brócoli y el pimiento rojo cortado en rodajas. Cocine por 2 minutos o hasta que se ablanden.

5. Agregue los camarones y la salsa preparada. Revuelva bien para mezclar y cocine por 5 minutos o hasta que esté espeso en consistencia.

6. Retirar del fuego y decorar con las cebollas verdes cortadas en rodajas y las semillas de sésamo tostadas.

Queso de coliflor a la plancha

Esta es una gran manera de obtener su dosis diaria de verduras de la manera más sabrosa posible. Es tan delicioso, le garantizo que siempre querrá hacer coliflor así.

Porciones: 3 a 4

Tiempo total de preparación: 25 minutos

Ingredientes:

- 1 cabeza de coliflor
- 2 huevos grandes, ligeramente batidos
- ½ taza de queso parmesano rallado
- ½ cdta. de orégano
- Un toque de sal y pimienta negra
- 1 ½ tazas de queso cheddar blanco, rallado y dividido

Instrucciones:

1. Primero, cortar la coliflor en ramilletes. Coloque los ramilletes en un procesador de alimentos y licúe en el nivel más alto hasta que quede con la consistencia del arroz.

2. Luego, use un tazón mediano y agregue la coliflor, los huevos, el queso parmesano y el orégano. Revuelva bien hasta que se mezcle.Revuelva bien hasta que se mezclen. Sazonar esta mezcla con una pizca de sal y pimienta negra.

3. Coloque una sartén grande a fuego medio. Engrasar con un poco de rociador de cocina y cocinar la mezcla de coliflor. Aplanar para formar una hamburguesa.

Repita en otra parte de la sartén para formar otra hamburguesa. Cocine por 5 minutos de cada lado o hasta que estén dorados.

4. Cubra cada hamburguesa de coliflor con el queso cheddar. Coloque la otra hamburguesa de coliflorsobre el queso. Cocine por 2 minutos de cada lado o hasta que el queso se derrita.

5. Retire y repita hasta que todos los ingredientes hayan sido usados.

Salmón Cilantro Limón

Incluso si no es fan de la comida marina, no podrá conseguir suficiente de este plato. Rinde mucho, así que usted puede tener sobras a lo largo de la semana.

Porciones: 4

Tiempo total de preparación: 13 minutos

Ingredientes:

- ½ de una cebolla amarilla, picada
- ½ cdta. de ajo en polvo
- 3 limones, jugo y cáscara solamente, más cuñas para servir
- 2 cdtas. de comino molido
- 1 cdta. de sal
- ½ cdta. de pimienta negra
- ½ cucharadita de hojuelas de pimiento

rojo trituradas

- ¼ taza de aceite de oliva extra virgen
- 2 cdas. de miel
- 1 taza de cilantro, empacado, más hojas para servir
- 1 ½ libra de salmón, cortado en filetes

Instrucciones:

1. Coloque todos los ingredientes excepto el salmón en un procesador de alimentos. Mezcle en el ajuste más alto hasta que esté suave.

2. Vierta esta mezcla en un recipiente. Agregue el salmón y mezcle. Cubrir con una hoja de plástico. Dejar marinar durante 1 hora.

3. Después de este tiempo, precaliente el

horno a 450 grados F.

4. Mientras el horno se calienta, engrase una bandeja para hornear grande con rociador de cocina. Añadir los filetes de salmón marinados, con la piel hacia abajo. Coloque en el horno para asar de 6 a 8 minutos, o hasta que esté completamente cocido.

5. Retire y sirva con las hojas de cilantro y los trozos de limón fresco.

Horno de coliflor con queso

Si está buscando un acompañamiento bajo en carbohidratos que pueda servir durante las fiestas, entonces este es el plato perfecto para usted. ¡Es cursi, pero saludable! A todos los comensales les encantará.

Porciones: 6

Tiempo total de preparación: 50 minutos

Ingredientes:

- 1 ½ cabezas de coliflor
- 6 cdas. de mantequilla, más extra para engrasar
- ½ taza de crema espesa
- 3 dientes de ajo, picados
- 2 tazas de queso cheddar blanco,

rallado

- 1 taza de queso parmesano rallado

- 1 cda. de hojas de tomillo, frescas

- Un toque de sal y pimienta negra

Instrucciones:

1. Primero, precaliente el horno a 400 grados F.

2. Mientras el horno se calienta, coloque una olla grande a fuego medio. Llenar con agua salada y llevar a ebullición. Una vez hirviendo, añadir la coliflor. Cocine por 8 minutos, o hasta que se ablanden. Escurrir después de este tiempo y reservar.

3. Engrase una fuente para hornear grande con mantequilla.

4. A continuación, añadir la mitad de la

coliflor. Vierta la mitad de la crema espesa sobre la coliflor. Agregue puntos de mantequilla por encima. Espolvoree la mitad del ajo picado, el queso cheddar, el queso parmesano y el tomillo fresco. Completar con la mitad restante de la coliflor, la nata, el ajo, los quesos y el tomillo. Sazone con una pizca de sal y pimienta negra.

5. Poner en el horno para hornear durante 30 minutos o hasta que se dore y el queso esté completamente derretido.

6. Retire y deje enfriar durante 5 minutos antes de servir.

Sabrosos bocados de berenjena y parmesano

Esta es una de las mejores maneras de comer berenjenas con parmesano, tanto que ni el más exigente de los comensales será capaz de resistir. Es un gran bocadillo para disfrutar siempre que se le antoje comer con los dedos.

Porciones: 4 a 6

Tiempo total de preparación: 35 minutos

Ingredientes:

2 berenjenas

3 huevos grandes, batidos

2 tazas de pan rallado

1 cda. de condimento italiano

1 taza de queso parmesano rallado

1 taza de harina para todo uso

Salsa marinara, para servir

Instrucciones:

1. Primero, caliente el horno a 375 grados F. Mientras el horno se calienta, cubra una bandeja para hornear grande con una hoja de papel de pergamino. Luego, pele y corte las berenjenas en cubos de 1 pulgada de tamaño.

2. En un recipiente pequeño, agregue los huevos. En un recipiente aparte, agregue el pan rallado, el aderezo italiano y el queso parmesano. Revuelva bien para mezclar. En un tercer tazón pequeño, agregue la harina para todo uso.

3. Enrollar los cubos de berenjena en la harina y luego sumergirlos en los huevos

batidos. Agregue a la mezcla de pan rallado. Revuelva bien para cubrir. Transfiera a la bandeja para hornear preparada.

4. Coloque en el horno para hornear durante 25 minutos, o hasta que se doren.

5. Retirar y espolvorear el queso parmesano por encima. Servir inmediatamente con la salsa marinara.

Conclusión

¡Bueno, ahí lo tienen!

Esperemos que al final de este libro, usted haya aprendido a seguir una dieta baja en carbohidratos y haya descubierto cómo hacer la comida baja en carbohidratos más deliciosa. Espero que haya disfrutado aprendiendo sobre los mejores tipos de alimento para comer en este tipo de dieta, pero lo más importante, ¡espero que haya disfrutado de estas 25 recetas fáciles y bajas en carbohidratos!

Recuerde, al hacer estas comidas, no dude en agregar sus ingredientes favoritos, siempre y cuando sean bajos en carbohidratos también.

¡Buena suerte!

Parte 2

Introducción

Quiero agradecerte y felicitarte por descargar este libro.

Este libro contiene pasos ya puestos en práctica y estrategias sobre cómo preparar recetas keto bajas en carbohidratos para realizar Batch Cooking, que podría traducirse como "cocinar por lotes".

Las dietas bajas en carbohidratos están ganando popularidad continuamente debido a su eficacia para revertir la diabetes tipo II, mejorar la salud mental yperder peso. Sin embargo, una cosa es saber que algo es bueno para ti y otra cosa es realmente adoptarlo en tu vida.

Si bien muchas personas comprenden que una dieta baja en carbohidratos es bastante efectiva para perder peso, la mayoría de las personas tienen problemas para adoptar una dieta de este tipo debido al tiempo que uno tiene que dedicar para preparar y cocinar sus propias comidas.

No obstante, tengo una buena noticia para ti. Gracias al Batch Cooking, puedes adoptar cualquier tipo de dieta que desees, incluso una dieta baja en carbohidratos, y no pasar mucho tiempo cocinando. Solo necesitas dedicar algo de tiempo a preparar tus comidas en lotes y, una vez que hayas terminado, lo único que debes hacer es cocinar. ¿Qué tan increíble es eso?

Si deseas conocer más acerca del Batch Cooking y algunas recetas bajas en carbohidratos que puedes probar, este libro te cubrirá las espaldas. Aprenderás cómo preparar tus comidas en lotes, así como recetas bajas en carbohidratos que puedes probar.

Desglosando la Dieta Baja en Carbohidratos

Antes de meternos de lleno en el Batch Cooking, intentemos comprender en qué consiste una dieta baja en carbohidratos o una dieta keto. Una dieta baja en carbohidratos es simplemente una dieta que restringe la cantidad de carbohidratos que se ingieren en un día para que tu cuerpo pueda aprovechar tus reservas de grasa y quemar grasa para obtener energía. La mayoría de las dietas bajas en carbohidratos limitan tu ingesta de carbohidratos a 50-150 gramos por día. Veamos la cantidad de macronutrientes que puedes tomar mientras estás en una dieta baja en carbohidratos:

Carbohidratos

Tu ingesta de carbohidratos, como se mencionó anteriormente, debe ser de 50-150 gramos. Esto se traduce en alrededor de 20-25 g de carbohidratos netos en un día. Esta cantidad es importante para garantizar que el cuerpo no tenga acceso a suficientes carbohidratos para quemar y obtener energía. Los carbohidratos, que se descomponen en glucosa, son la principal fuente de energía de tu cuerpo. Si quieres que tu cuerpo comience a quemar grasa para obtener energía, debes limitar tus carbohidratos. Si haces esto, tu cuerpo no tendrá más remedio que recurrir a otra fuente de energía, en otras palabras, quemará grasa.

Proteína

20% de tus calorías deben provenir de proteínas. Asegúrate de no comer demasiada proteína debido a un proceso conocido como gluconeogénesis. En este proceso, el cuerpo convierte el exceso de proteínas en glucosa y lo utiliza para potenciar sus diversas funciones. Como ya debes saber, al cuerpo le encanta usar la glucosa para satisfacer sus necesidades energéticas.Esto significa que si consumes demasiada proteína, te arriesgarás a hacer uso de la glucosa para obtener energía, lo que no producirá los resultados que esperas.

Grasa

75% de tu ingesta diaria de calorías debe provenir de la grasa. Recuerda que una dieta baja en carbohidratos o la dieta keto se basa en la quema de grasa. Tu cuerpo dependerá de la grasa almacenada y de la grasa que ingieres para potenciar sus funciones.Esta es la razón por la cual la grasa debe ocupar un lugar destacado cada vez que te sientas a comer.

¿Por qué adoptarel Batch Cooking?

Como puedes imaginar, en esta era de comidas rápidas, azúcares refinados y alimentos procesados, se necesita planificar las comidas para garantizar que cumplas con las necesidades de macronutrientes mencionadas anteriormente, incluyendo la reducción de la ingesta de carbohidratos.

Si estás muy ocupado y rara vez tienes tiempo para cocinar, puedes desanimarte fácilmente al seguir una dieta baja en carbohidratos. Esto se debe a que la mayoría de los alimentos que están disponibles son generalmente muy altos en carbohidratos. Esta es la razón por la que deberías encontrar formas de hacer que seguir esta dieta sea más fácil. Una forma en que puedes simplificar tu vida es adoptando el Batch Cooking. Aquí es donde se hacen varias recetas para comer durante la semana.

El Batch Cooking tiene varios beneficios tales como:

Es conveniente

El Batch Cooking es conveniente simplemente porque te brinda cierta comodidad que no tendrías si tuvieras que cocinar al menos 3 comidas al día. Al preparartus comidas con antelación, no tendrás que lidiar con el riguroso proceso de cocinar desde cero, especialmente cuando estás cansado o después de un largo día de trabajo.

Ahorra tiempo

Cocinar todos los días, especialmente si tienes que preparar tres comidas o más, implica mucho trabajo. El Batch Cookingte permite hacer todas esas pequeñas tareas como cortar, dorar, triturar y hornear de una sola vez. Además, el tiempo de preparación y el tiempo de cocción no cambian demasiado solo porque se está cocinando en lotes. En cualquier caso, agregar algunos minutos más para cocinar una vez a la semana vale la pena si ahorras más tiempo durante la semana.

Facilita la limpieza

Esta es una gran ventaja en lo que respecta al Batch Cooking. Cuando preparas alimentos, debes usar tablas de cortar, tazones, varias ollas, varias cucharas e incluso un procesador de alimentos. Después de lo cual, cuando hayas terminado de preparar tus comidas, tendrás que lavar esos artículos. Si estás cocinando 3 veces al día o incluso dos veces, deberás limpiar tus utensilios de cocina cada vez que cocines. Sin embargo, si cocinas en lotes, reducirás el trabajo de limpieza, ya que ya has hecho la mayor parte del trabajo y has limpiado las herramientas que utilizaste.

Te permite satisfacer tus necesidades dietéticas

Una de las principales razones por las que debes adoptar el Batch Cooking es que te ayudará a satisfacer tus necesidades dietéticas. Piénsalo. La dieta baja en carbohidratos requiere planificación. Si decides comer ciertos alimentosen un momento de impulso, te arriesgarás a estropearlo. Debes calcular tus macros para asegurarte de no exagerar cuando consumes carbohidratos. El Batch Cooking te permite calcular tus macros de antemano y congelar tus comidas de manera que estés seguro de las cantidades que vas a comer. Tu trabajo simplemente consistirá en seleccionar las comidas que te ayudarán a cumplir con tus requerimientos diarios.

Además, el Batch Cooking te permite cocinar alimentos para varios miembros de la familia y marcarlos. De esta manera, es mucho más fácil seguir una dieta baja en carbohidratos, incluso si otros miembros de la familia no lo hacen. No tendrás que continuar cocinando dos comidas diferentes cada desayuno, almuerzo y cena. Solo cocinarás una vez y disfrutarás de tus comidas durante toda la semana.

Cuando realices Batch Cooking ten en cuenta lo siguiente:

Asegúrate de que haya suficiente espacio libre entre lasuperficie delalimento en el contenedor y la tapa del mismo: Antes de congelar algo, asegúrate de envolverlo bien y elimina cualquier exceso de aire. Esto evitará quemaduras por congelación. Además, asegúrate de que haya suficiente espacio libre entre la superficie del alimento en el contenedor y la tapa del mismo, especialmente cuando se congela la sopa porque normalmente se expande.

Usa moldes para muffinspara obtener porciones perfectas: Si no deseas almacenar de acuerdo con las porciones, puedes almacenar pequeñas porciones en moldes para muffins.Es mucho más fácil y rápido recalentar porciones pequeñas. Esto también asegurará que no desperdicies comida. Una vez que las porciones estén listas, sácalas y luego empaquétalas. Puedes recalentarlas cuando quieras.

Al recalentar guisos ya horneados, simplemente coloca la cazuela en un horno frío y luego precaliéntala y cocínala durante unos 20 minutos. Asegúrate de no poner un plato congelado en un horno caliente.

Selecciona varias recetas: El *Batch* Cooking consiste simplemente en cocinar varias comidas para usar durante las semanas que se aproximan. Esto significa que puedes seleccionar de cuatro a cinco recetas diferentes y reservar un tiempo para prepararlas todas. Debes escribir tu lista de compras para que puedas tener todos los ingredientes listos. Lo ideal sería pasar el menor tiempo posible cocinando.

Duplica las recetas: No hay ninguna razón

por la que no debas duplicar varias recetas cuando cocines con el método Batch Cooking. Recuerda que la palabra clave es lote. Si una receta solo te proporciona 4 porciones, puedes duplicarla para hacer8 porciones.

Ten cuidado con las verduras: Las verduras tienden a marchitarse cuando se cocinan. Una cosa que debes tener en cuenta es que al fin y al cabo deberás recalentar la comida cuando quieras comerla. Cuando recalientes las verduras, puede que salgan demasiado cocidas. Esta es la razón por la que debes adoptar el hábito de cocinar las verduras solo ligeramente cuando cocines con el método Batch Cooking. Retira las verduras del fuego al menos 10 minutos antes de que estén listas. De esta manera, cuando las recalientes, estarán bien.

Utiliza tu procesador de alimentos: Tu procesador de alimentos puede serte de mucha ayuda cuando cocinascon el método Batch Cooking. Puedes usarlo para mezclar cebollas o ajo, o incluso verduras como zanahorias. Esto facilitará tu trabajo ya que no es divertido cortar tantas cebollas. Puedes usar tu procesador de alimentos para picar levemente varias verduras y agregarlas a tus sopas o guisos.

Deja que la comida se enfríe: Una vez que hayas terminado de cocinar, debes dejar que la comida se asiente durante al menos 30 minutos antes de colocarla en el refrigerador durante otros 30 minutos. Esto permitirá que tu comida se enfríe y luego podrás colocarla en el freezer. Nunca debes dejar los alimentos a temperatura ambiente durante más de dos horas antes de colocarlos en el freezer. Si lo haces, permitirás que crezcan las bacterias. Además, habitualmente debes descongelar tu comida dentro del refrigerador y no sobre las encimeras.

Etiqueta los recipientes: Es fácil distinguir los alimentos cuando todavía están crudos. Sin embargo, esto cambia cuando el alimento está congelado y en contenedores. Esto es especialmente cierto cuando cocinas en lotes y tienes muchos recipientes que necesitan ser identificados. Es por esa razón que debes etiquetar cuidadosamente los contenedores. Anota cuándo cocinaste la comida y lo que hay en el recipiente. También puedes incluir detalles como la cantidad de carbohidratos que contiene. Recuerda comer los alimentos dentro de los tres meses para evitar perder su valor nutricional y sabores.

Congela en porciones: Cuando congelas la comida, esta se convierte en un bloque sólido. Por lo tanto, no tiene mucho sentido congelar los alimentos sin primero dividirlos en varias porciones. Debes determinar la cantidad de alimentos que necesitarás comer y dividirlos en consecuencia. De esta manera, puedes retirar fácilmente el recipiente que desees y dejar el resto en tu freezer para más tarde.

No olvides lo alimentos en la parte posterior: Este es un punto que es necesario enfatizar. Esto se debe a que una vez que adquieras el hábito delBatch Cooking, te encontrarás colocando muchos recipientes en el freezer y en el refrigerador.Si no creas un buen sistema, te encontrarás a ti mismo olvidando algunos de esos alimentos. Sí, eso suele suceder. Por lo tanto, asegúrate de reorganizar tu freezer al menos una vez al mes. De esta manera, puedes verificar si algo se colocó en la parte posterior y lo olvidaste. Además, asegúrate de colocar los alimentos que deben comerse primero, delante de los otros recipientes.

En los siguientes capítulos, veremos algunas recetas bajas en carbohidratos que puedes probar si utilizas el método Batch Cooking.

Desayuno

Pizza de Desayuno

Porciones: 8

Ingredientes

1 taza de queso, rallado

2 tazas de pimientos, en rodajas

8 onzas de salchichas (aproximadamente 227 gramos)

1/4 cucharadita de pimienta

1/2 cucharadita de sal

1/2 taza de nata/crema espesa

12 huevos

Instrucciones

Precalienta el horno a 350 grados.

Coloca los pimientos en el microondas durante 3 minutos y reserva.

Dora la salchicha; puedes hacerlo en una sartén de hierro fundido. Resérvala una vez que esté hecha.

Mezcla la crema, los huevos, la sal y la pimienta y luego coloca la mezcla en la sartén. Cocina por 5 minutos o hasta que los lados se asienten.

Coloca la mezcla en el horno y hornea por 20 minutos.

Retira del horno, rellena con pimientos,

salchichas y queso.Luego colócalo en la parrilla durante 3 minutos adicionales.

Una vez hecho esto, deja reposar durante 5 minutos.

Sirve y disfruta de una rebanada. Congela el resto para más tarde.

Información nutricional por porción:calorías 307, grasas 24.3g, proteínas 18.4g, carbohidratos 2.6g, fibra 0.5g, carbohidratos netos 2.1g

Galletas Keto de Desayuno

Porciones: 6

Ingredientes

6 salchichas de desayuno en forma de hamburguesas, precocidas

2 onzas de queso Colby Jack, en cubos (aproximadamente 57 gramos)

1 pizca de sal y pimienta

1 taza de harina de almendras

2 huevos, batidos

2 tazas de mozzarella, rallada

2 onzas de queso crema (aproximadamente 57 gramos)

Instrucciones

Precaliente el horno a 400 grados F (aproximadamente 204 grados centígrados).

Coloca la mozzarella y el queso crema en el microondas durante períodos de 30 segundos hasta que la mozzarella comience a derretirse; revuelve bien para mezclar.

En un tazón pequeño, mezcla la harina de almendras y el huevo batido. Luego agrega la mezcla de queso y revuelve para combinar. La masa puede volverse un poco pegajosa. Puedes espolvorearla con más harina antes de formar una bola. Refrigera la bola hasta que la masa se endurezca.

Retírala del refrigerador y divídela en 6 bolas. Luego aplana cada bola y coloca una hamburguesa en el centro de cada masa aplanada. Agrega el queso encima de cada una y luego envuelve la masa alrededor. Haz esto por cada porción.

Coloca la masa preparada en un molde para muffins. Asegúrate de engrasar primero el molde.

Hornea durante 12-15 minutos. Los muffins deben estar dorados y firmes. Puedes cubrirlos con mozzarella adicional si lo deseas.

Estas galletas se congelan muy bien. Si deseas comerlas, solo necesitas cocinarlas en el microondas durante aproximadamente un minuto.

Información nutricional por porción: calorías 250, grasas 20g, proteínas 12g, carbohidratos netos2g

Tarta de Espinaca y Queso Feta

Porciones: 12

Ingredientes

Masa para tarta libre de granos

Sal y pimienta a gusto

1 cucharada de harina de coco

1 huevo

150g de harina de almendras

Relleno de Espinacas y Queso Feta

Sal y pimienta a gusto

Un buen puñado de menta fresca, picada

250g de queso feta, desmenuzado

250g de queso crema, con alto contenido de grasa

1/2 cebolla, finamente picada

6 huevos, batidos

500g de espinaca, fresca o congelada

Instrucciones

Usa un tenedor para mezclar los ingredientes para la masa.

Engrasa una fuente para tartas o flan de 24 cm, cúbrela con papel de pergamino y luego vierte la mezcla de la masa sobre ella.

Toma un pedazo de papel para hornear, colócalo sobre la mezcla y luego usa un vaso de vidrio para aplanar la masa.

Haz agujeros en la masa con un tenedor para permitir un horneado uniforme.

Hornea la masa durante 15 minutos a 180C / 350F. Retira y reserva.

Relleno de espinaca y queso feta:

Si usas espinaca congelada, descongélala y asegúratede exprimir el agua para evitar terminar con una tarta húmeda y blanda.

Mezcla la espinaca y los ingredientes restantes asegurándote de dejar algunos trozos de queso feta y queso crema.

Vierte la mezcla en la masa y hornea por 40 minutos a 180C / 350F. El centro debe estar cocido antes de retirarlo.

Refrigerael resto para más adelante. También puedes refrigerar el pastel después de agregar el relleno y una vez que esté listo para cocinar, utiliza las instrucciones de cocción anteriores.

Información nutricional por porción: calorías 209, grasas 16g, proteínas 10.6g, carbohidratos 4.2g, fibra alimentaria 2.2g, azucares 0.6g

Cazuela de Desayuno Baja en Carbohidratos

Porciones: 9

Ingredientes

1/4 cucharadita de pimienta negra

1/4 cucharadita de sal marina

2 cucharadas de perejil fresco, picado

2 tazas de queso cheddar, dividido

1/2 taza de nata/crema espesa

12 huevos grandes

6 dientes de ajo, picados

1 libra de salchicha de desayuno(aproximadamente 454 gramos)

Instrucciones

Saltea el ajo picado en una sartén engrasada, durante 1 minuto o hasta que suelte su aroma.

Coloca la salchicha de desayuno en la sartén a fuego medio-alto y cocina por 10 minutos. Usa una espátula para romperla mientras se dora.

Mientras tanto, precalienta tu horno a 375F (aproximadamente 180 grados centígrados).

En un tazón grande, mezcla la nata/crema

espesa, los huevos, el perejil, la sal marina, la pimienta negra y la mitad del queso cheddar.

Engrasa bien el fondo de una cazuela y luego coloca la salchicha desmenuzada en el fondo. Distribuye de manera uniforme. Si deseas utilizar cualquier verdura precocida, agréguela en esta etapa.

Extiende la mezcla de huevo de manera uniforme sobre la salchicha y rellena con el queso cheddar restante.

Hornea durante unos 30 minutos hasta que el queso se derrita y los huevos estén listos. Retira y congela adecuadamente.

Información nutricional por porción: calorías 281, grasas 23g, proteínas 17g, carbohidratos 1g, fibra alimentaria 0.1g, azúcares 0g

Almuerzo

Moussaka de Berenjenas
Porciones: 10
Ingredientes
300 gramos de crema espesa
112 gramos de queso cheddar
20 gramos de condimento italiano
410 gramos lata de tomates picados mezclados con hierbas, puedes considerar utilizar la marca Ardmonao similar
1 zanahoria, cortada en cubitos
1 cebolla morada, cortada en cubitos
1 berenjena
3 dientes de ajo
1 kg de carne de vacuno, alimentado con pasto
Esplenda a gusto
125 gramos de queso crema Philadelphia
Instrucciones
Corta finamente la berenjena, fríela en aceite de coco y déjala a un lado.
En una sartén, saltea la cebolla morada, la zanahoria y el ajo, luego agrega la carne picada y dora. Agrega la lata de Ardmona, el condimento italiano, los tomates y luego sazona con sal yesplenda. Finalmente

retira del fuego.

Prepara la salsa de queso crema friendo rebanadas finas de queso crema junto con 300 g de nata/crema espesa. Asegúrate de agregar la crema poco a poco y luego agrega esplenda a gusto. Resérvala.

Extiende una capa de berenjena en una cazuela, luego la mezcla de carne y luego agrega una capa de salsa de queso y una capa de salsa de carne y finalmente una capa de queso cheddar rallado. Si estás cocinando en lotes más grandes, comienza con una capa de berenjena y luego carne y finalmente salsa de queso y repite.

Hornea por 15 minutos a 180 grados / 350F.

Sirve y disfruta. Puedes congelar losrestos para más adelante.

Información nutricional por porción:grasas 30g, proteínas 24g,carbohidratos9g

Pizza de Portobello y Pesto

Porciones: 4

Ingredientes

Para la Pizza de Portobello y Pesto:

4 onzas de mozzarella rallada (aproximadamente 113 gramos)

11/2 cucharadas de aceite de oliva

2 tomates medianos, en rodajas

4 setas de Portobello

Para el pesto de albahaca:

3 cucharadas de aceite de oliva

1/2 aguacate pequeño

1 diente de ajo, pelado

2 tazas de hojas de albahaca

2 cucharadas de piñones o nueces

Instrucciones

Precalienta el horno a 400 grados F (aproximadamente 204 grados centígrados).

En un procesador de alimentos, prepara el pesto de albahaca procesando los piñones, el aguacate, el ajo y la albahaca. Agrega aceite de oliva y procesa un poco más para obtener una consistencia parecida a la de la salsa. Sazona el pesto de albahaca con sal y pimienta.

Retira los tallos de las setas y raspa las branquias internas con una cuchara. Usa aceite de oliva para cepillar ambos lados de las setas.

Coloca las setas en una hoja con las tapas hacia abajo. Coloque 1/3 del pesto sobre las setas, luego esparce los tomates y el queso encima.

Hornea por 15-18 minutos o hasta que el queso esté burbujeante. Disfruta y congela los restos.

Información nutricional por porción:calorías 303, grasas 29g, carbohidratos 10g, fibra alimentaria 4g, azúcar 1g, proteínas 13g

Hamburguesas de Coliflor y Setas

Porciones: 6

Ingredientes

Sal y pimienta a gusto

6+ cucharadas de harina de almendras

1/2 cucharadita de romero seco

1/2 cabeza de coliflor, rallada (o 2 tazas de coliflor)

8 onzasde setas, picadas en trozos pequeños(aproximadamente 227 gramos)

1 cucharada de aceite de oliva

1 diente de ajo, picado

1/2 cebolla amarilla, picada

Cobertura: ketchup, espinaca, mostazatahini

Instrucciones

Combina todos los ingredientes de la cobertura en un tazón pequeño y resérvalos.

En una sartén plana o de hierro fundido, agrega el aceite de oliva y cocina la cebolla a fuego medio durante 2 minutos.

Agrega el ajo y las setas. Luego espolvorea el romero seco encima. Revuelve con una cuchara de madera y cocina por 3-4 minutos adicionales o hasta que las setas estén blandas.

Agrega el arroz de coliflor y revuelve por 1 minuto más; condimenta con sal y pimienta. Retira del fuego y deja que se enfríe a temperatura ambiente.

Mientras tanto, precaliente tu horno a 400 grados F (aproximadamente 204 grados centígrados) y luego cubre la bandeja para hornear con papel pergamino.

Una vez que puedas manejar la mezcla de coliflor cómodamente, agrega 2 cucharadas de harina de almendras y mezcla todo. Una vez mezclado, forma 6 hamburguesas. Las hamburguesas deben permanecer juntas. Puedes agregar más harina si notas que se están agrietando demasiado. Coloca las hamburguesas en la bandeja para hornear.

Hornea por 30 minutos a 400 grados F (aproximadamente 204 grados centígrados) o hasta que las hamburguesas estén doradas en la parte superior. Puedes asarlas por unos minutos más, si lo deseas. Cuando estén listas para comer, puedes servirlas con espinacas, tomates, bollos, lechuga, cebolla morada y pepinillos, si lo deseas. De lo contrario, congela para más adelante.

Información nutricional por porción: calorías 83, grasas totales 6g, carbohidratos totales 5.5g, fibra alimentaria2g, azucares 2.1g, proteínas 3.6g

Lasaña de Repollo Keto

Porciones: 20

Ingredientes

1/4 taza de queso parmesano, rallado (opcional)

32 onzasde queso mozzarella, cortado o rallado (aproximadamente 907 gramos)

40 onzas de salsa marinara sin azúcar agregada(aproximadamente 1134 gramos)

2 libras de carne molida, dorada(aproximadamente 907 gramos)

3 huevos grandes

1/4 taza de perejil seco, opcional

11/2 tazas de queso parmesano, rallado

3 libras de queso ricotta(aproximadamente 1360 gramos)

1 cabeza de repollo

Instrucciones

Separa cuidadosamente las hojas del repollo y dejaque se cocinendurante 5-10 minutos en agua hirviendo con sal. Una vez hecho esto, usaun paño o repasador de cocina para drenar el exceso de agua.

En un tazón, mezcla el queso parmesano, el queso ricotta, los huevos y el perejil. Luego reserva.

Agrega la salsa marinara a la carne dorada y revuelve.

Vierte 3/4 tazas de la salsa en el molde para hornear. Puedes usar una bandeja de 11 por 15 pulgadas.

Extiende una capa de las hojas de repollo cocidas sobre la salsa en el molde para hornear.

Coloca la mitad de la mezcla de queso ricotta sobre las hojas de repollo.

Agrega la salsa restante y luego extiende la mitad del queso mozzarella encima.

Repite las capas y luego decora con queso parmesano adicional, si así lo deseas.

Hornea durante unos 25 minutos a 350F (aproximadamente 177 grados centígrados).

Información nutricional por porción: calorías 451, carbohidratos 9g, fibra alimentaria 1g, azucares 3g, proteínas 27g

Cena

Hamburguesas de Quínoa

Porciones: 6
Ingredientes
Para la cobertura de tomate y aceituna:
1 cucharadita de vinagre de vino tinto o jugo de limón
1 cucharada de albahaca fresca, picada
1 cucharada de perejil fresco, picado
1/4 taza de aceitunas Kalamata sin carozo, picadas en cubitos
1 taza de tomates cherry, cortados en cuartos
Para las hamburguesas:
Lechuga para servir
Aceite de oliva, para cocinar las hamburguesas
1 cucharada de albahaca fresca, finamente picada
1 cucharada de perejil fresco, picado
1/4 taza de queso feta desmenuzado, y un poco más para servir
1 huevo grande
1/4 cucharadita de pimienta negra molida
1/2 cucharadita de orégano seco

1/2 cucharadita de sal kosher

1 taza de avena arrollada tradicional

1 (15-onzas) lata de garbanzos, enjuagados y escurridos(aproximadamente 425 gramos)

2 dientes de ajo, picados

1/4 taza de tomates secos picados (sin aceite de oliva envasado)

1/2 taza de quínoa cruda, mijo, farro o grano similar

Instrucciones

Agrega la quínoa y 1 taza de agua en una cacerola y espera que hierva. Baja el fuego a fuego lento, cubre y cocina por 15 minutos. Retira la quínoa del fuego y déjala reposar durante 5 minutos. Destapa la cacerola y usa un tenedor para esponjar la quínoa y luego resérvala.

Mientras tanto, coloca los tomates secos en un recipiente, cúbrelos con agua muy caliente y déjalos reposar durante 5 minutos para que se rehidraten. Escurre y reserva.

En un procesador de alimentos, mezcla la quínoa, la avena, los garbanzos, el orégano, el ajo, la sal y la pimienta. Agrega el huevo y continúa procesando para que se mezcle.

Transfiere la mezcla a un tazón para mezclar y luego agrega el queso feta, la albahaca, los tomates secos y el perejil.

Forma 6 hamburguesas. Congela las hamburguesas en el refrigerador hasta que estén listas para cocinar.

Para cocinarlas, agrega aceite de oliva en una sartén grande y dora las hamburguesas durante 4 minutos por cada lado.

En un tazón pequeño, mezcla los ingredientes para la cobertura. Sirve las hamburguesas con lechuga, la mezcla de aceite de oliva con tomates y la cobertura.

Información nutricional por porción: calorías 389, grasas 7.2g, carbohidratos 67.5g, fibra 12g, azúcar5.3g, proteínas26.6g

Hamburguesas de Tocino de Pavo

Porciones: 8-10
Ingredientes
1/2 cucharadita de pimienta
1 cucharadita de sal
3 dientes de ajo
1/2 cebolla mediana
2 calabacines medianos
1/2 libra de tocino(aproximadamente 227 gramos)
2 1/2 libras de pavo molido(aproximadamente 1134 gramos)

Instrucciones
Precalienta el horno a 350 grados F (aproximadamente 177 grados centígrados).

Corta el tocino y cocina a fuego medio. El tocino debe estar crujiente. Retira y escurre sobre toallas de papel. Una vez que el tocino esté frío, pícalo finamente.

Reserva 1 cucharada de la grasa de tocino. Usa un procesador de alimentos o un rallador para triturar el calabacín. Pica finamente el ajo y la cebolla.

Calienta la grasa de tocino en una sartén a fuego medio y saltea la cebolla y el ajo.

En un tazón grande, mezcla todos los ingredientes y luego con la mezcla forma 8-10 hamburguesas.

En una sartén grande, dora las hamburguesas durante 3 minutos por cada lado. Retíralas y colócalas en una bandeja para hornear forrada con papel pergamino.

Hornea durante 15 minutos o hasta que estén bien cocidas.

Sirve con lechuga. Puedes congelar las hamburguesas para más adelante.

Información nutricional por porción: calorías 354, grasas22g, carbohidratos 2.5g, fibra 1g, azúcar 1g, proteínas40g

Chile Picante, Dulce, Ahumado

Porciones: 6

Ingredientes

1/4 cucharadita de pimienta de cayena, o al gusto

1/2 cucharadita de comino

1/2 cucharadita de cebolla en polvo

1/2 cucharadita de ajo en polvo

3/4 cucharaditas de sal

1 cucharadita de pimentón ahumado

3 cucharadas de chile en polvo

15onzasde lata de frijoles negros, enjuagados y escurridos(aproximadamente 425gramos)

15onzasde lata de frijoles horneados(aproximadamente 425gramos)

29onzasde lata de salsa de tomate(aproximadamente 822 gramos)

Sal y pimienta

2 dientes de ajo, picados

1 chalota grande o 1 cebolla pequeña, picada

1 librade carne molida(aproximadamente 454 gramos)

Cobertura: crema agria, cebolla verde picada, queso cheddar rallado

Instrucciones

Dora la carne molida, el ajo, la cebolla y el chalote en una sartén grande, a fuego medio y luego sazona con sal y pimienta.

Agrega los otros ingredientes y cocina a fuego lento durante 30 minutos. Recuerda revolver una o dos veces.

Coloca la carne molida en una olla de cocción lenta de 5-6 cuartos y luego agrega los ingredientes restantes y revuelve.

Cierra la tapa y cocina durante 4-6 horas a fuego lento. Congela en porciones individuales.

Información nutricional por porción:

calorías 354, grasas6g, carbohidratos 42.9g, fibra11.1g, azúcar 14g, proteínas33.6g

Merienda

Barras de Granola con Mantequilla de Maní y Chía

Porciones: 12

Ingredientes

1/4 cucharadita de sal kosher

1 cucharadita de canela

1 cucharadita de extracto de vainilla

1/3 taza de miel

2/3 tazas de mantequilla de maní cremosa (abstente de usar del tipo que necesita refrigeración)

1/4 taza de semillas de chía

1/4 taza de mijo crudo o quínoa cruda

1/2 taza de frutos secos a tu elección, cortados en trozos grandes

11/3 tazas de avena arrollada tradicional

1/2 taza de tu selección deseada de ingredientes: dátiles secos picados, albaricoques secos picados, pasas, cerezas secas, chips dechocolate, etc.

Instrucciones

Opcional: precalienta el horno a 350 grados F (aproximadamente 177 grados centígrados). En una bandeja para hornear sin engrasar, coloca la avena, la quínoa o el mijo, las nueces y las semillas de chía. Hornea durante unos 10 minutos o hasta que estén ligeramente doradas. Retira y reserva.

Cubre un plato para hornear con papel pergamino o envoltura de plástico, rocía ligeramente con aceite en aerosol y luego resérvalo.

En una cacerola a fuego medio-bajo, agrega la miel y la mantequilla de maní y revuelve hasta que esté cremosa y suave. Retira la mezcla del fuego y luego agrega la canela, la vainilla y la sal; y revuelve para combinar.

En un tazón grande, mezcla el mijo o la quínoa, la avena, las nueces y las semillas de chía. Extiende la mezcla de mantequilla de maní sobre los ingredientes y revuelve con una espátula de goma para cubrirlos. Si tienes la intención de usar chocolate, deja que la mezcla se enfríe durante 1-2 minutos antes de revolver cualquier otra mezcla.

Extiende la mezcla sobre la bandeja para hornear y usa la espátula para presionar firmemente hacia abajo para asegurarte de que la mezcla se distribuye de manera firme y uniforme.

Refrigera por 2 horas y luego córtala en barras. Puedes congelar las barras para más adelante.

Información nutricional por porción: calorías 218, grasas11.5g, carbohidratos 25.5g, fibra3g, azúcar 13g, proteínas 7g

Bombones de Manteca de Cacao

Porciones: 12

Ingredientes

1 cucharadita de sal marina

1 una cucharadita rasa de extracto de estevia o1/4 taza de Swerve

2 cucharadas de semillas de lino dorado molido

4 onzasde manteca de cacao (aproximadamente 113 gramos)

1/2 taza de mantequilla de vacas alimentadas con pasto o aceite de coco

1/2 taza de mantequilla de almendras o mantequilla de maní sin azúcar

Instrucciones

En una cacerola a fuego medio-alto, procede a calentar varias tazas de agua y luego coloca un bol de pírex encima.

Añade todos los ingredientes en el bol, derrite y mezcla. Vierte suavemente la mezcla en moldes de silicona. Alternativamente, puedes verterla en moldes para muffins.

Congela la mezcla durante al menos 1 hora antes de servir. Puedes almacenar los bombones en el refrigerador durante 1-2 semanas.

Información nutricional por porción:
calorías 96, proteínas 4g, grasas 10.5g,
carbohidratos totales 3g,fibra1g,
carbohidratos netos 2g

Albóndigas de Tomates Secos y Queso Feta

Porciones: 16
Ingredientes
2 cucharadas de agua
1/4 taza de harina de almendras
1/2 cucharadita de ajo en polvo
1 huevo
1 cucharada de hojas de tomillo (o 1/2 cucharadita de tomillo seco)
2 cucharadas (.5 oz) de tomates secos, picados(aproximadamente 227 gramos)
1/4 taza de queso feta desmenuzado
1 librade pavo molido(aproximadamente 454 gramos)
Aceite de oliva para freír

Instrucciones
Mezcla todos los ingredientes, excepto el aceite de oliva, y luego divide en 16 albóndigas.
En una sartén grande, agrega el aceite de oliva y fríe las albóndigas. Las albóndigas deben estar doradas y crujientes. Puedes freír durante 3-4 minutos antes de darlas vuelta y freír durante otros 3-4 minutos.
Retira las albóndigas y colócalas sobre

toallas de papel.

Sirve y disfruta. Puedes servir con espagueti y salsa marinara para una comida completa. Estas albóndigas se congelan bien.

Información nutricional: calorías 89g, grasas8g, carbohidratos netos 0.65g, proteínas 6g

Malteada Verde

Porciones: 5

Ingredientes

2 tazas de frutos rojos

1 ½ tazas de leche de coco sin azúcar

4 tazas de agua de coco sin azúcar

¼ taza de semillas de chía

½ taza de coco rallado sin azúcar

½ taza de proteína en polvo

8 tazas de espinaca

Instrucciones

Pon los ingredientes en la licuadora comenzando con la piña, luego la espinaca, la proteína en polvo, seguido del coco, las semillas de chía y finalmente la leche de almendras y el agua de coco. Puede que tengas que hacer el batido en 2-3 lotes.

Mezcla hasta lograr una consistencia suave. Prueba y ajustael dulzor, luego vuelve a mezclar.

Vierte el batido en 5 frascos de conserva asegurándote de dejar suficiente espacio libre entre el batido y la tapa del frasco. Coloca la tapa y pon los frascos en el freezer.

Para descongelar, es mejor dejar el batido

a temperatura ambiente durante algunas horas o durante la noche en la nevera.

Información nutricional por porción: calorías 220.4, Proteínas28g, Grasas9.6g, Carbohidratos netos5.8g

Necesito tu ayuda...

¡Gracias de nuevo por descargar este libro! Como has aprendido, es posible simplificar tu estilo de vida y disfrutar de comidas saludables. Tú puedes hacer esto adoptando el Batch Cooking. El Batch Cooking te brinda la libertad de disfrutar de varias comidas bajas en carbohidratos durante toda la semana sin tener que pasar mucho tiempo en la cocina. Solo necesitas hacer tu plan de comidas, conseguir los ingredientes y cocinar.

www.ingramcontent.com/pod-product-compliance
Lightning Source LLC
Chambersburg PA
CBHW051736020426
42333CB00014B/1341